OBSERVATIONS NOUVELLES

SUR LA RAGE,

PAR

LE Dr PLINIO SCHIVARDI,

ANCIEN INTERNE DU GRAND HOPITAL DE MILAN,
LAURÉAT DE CET HOPITAL,
MEMBRE CORRESPONDANT NATIONAL DE L'ACADÉMIE ROYALE DE MÉDECINE DE TURIN,
DE LA SOCIÉTÉ MÉDICO-CHIRURGICALE DE BOLOGNE,
DE LA SOCIÉTÉ DE MÉDECINE DE BESANÇON
ET DE L'ATHÉNÉE SCIENTIFIQUE DE BRESCIA.

Now, what i want, is facts.

DICKENS.

———— ✳ ————

Ouvrage couronné par la Société de Médecine de Besançon.

———— ✳ ————

BESANÇON,

IMPRIMERIE ET LITHOGRAPHIE DE J. JACQUIN,

Grande-Rue, 14, à la Vieille-Intendance.

—

1868.

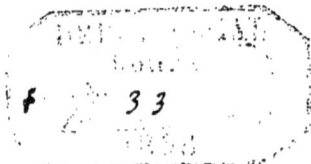

OBSERVATIONS NOUVELLES

SUR LA RAGE,

PAR

LE D' PLINIO SCHIVARDI,

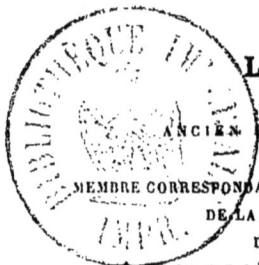

ANCIEN INTERNE DU GRAND HOPITAL DE MILAN,
LAURÉAT DE CET HOPITAL,
MEMBRE CORRESPONDANT NATIONAL DE L'ACADÉMIE ROYALE DE MÉDECINE DE TURIN,
DE LA SOCIÉTÉ MÉDICO-CHIRURGICALE DE BOLOGNE,
DE LA SOCIÉTÉ DE MÉDECINE DE BESANÇON
ET DE L'ATHÉNÉE SCIENTIFIQUE DE BRESCIA.

> Now, what i want, is facts.
> DICKENS.

———×———

Ouvrage couronné par la Société de Médecine de Besançon.

———×———

BESANÇON,

IMPRIMERIE ET LITHOGRAPHIE DE J. JACQUIN,
Grande-Rue, 14, à la Vieille-Intendance.

1868.

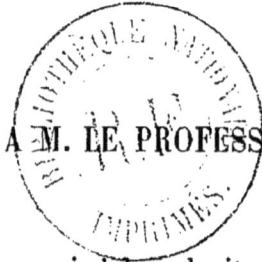

A M. LE PROFESSEUR GIOVANNI POLLI.

Vous qui, à bon droit, jouissez d'une si belle renommée scientifique, vous à qui l'Italie doit cette séduisante
et si rationnelle théorie des fermentations morbides et
de si nombreux travaux de pure expérimentation....,
voudriez-vous bien accepter la dédicace de cet ouvrage,
qui m'a été inspiré par vous, et qui peut être considéré
comme une émanation de vos principes scientifiques?
J'ose l'espérer, et je vous l'offre comme un modeste
témoignage de reconnaissance et de vive admiration.

Dʳ PLINIO SCHIVARDI.

Milan, juin 1867.

————❦☆❧————

PRÉFACE.

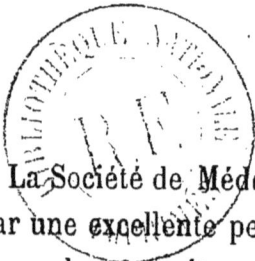

La Société de Médecine de Besançon a été inspirée
par une excellente pensée en proposant, au sujet de la
rage, de ne traiter que quelques points obscurs de la
question. En laissant de côté tout ce qui est déjà connu
de cette terrible affection, ce qui serait faire preuve d'une
érudition trop facile, elle veut qu'on se limite à présen-
ter quelque chose de nouveau sur ce sujet, et qui puisse
offrir quelque avenir à la science.

L'auteur de cette étude habite une des grandes villes
de l'Europe méridionale, où est établie, depuis quelque
temps, une commission qui a pour mission de traiter
et d'étudier tous les malades atteints de rage qui sont
amenés à l'hôpital. La commission me fit l'honneur de
me confier la partie active de cette étude ; c'est ainsi que
j'ai eu l'occasion d'étudier particulièrement la rage et de
développer la théorie qui la regarde. Les faits qui sont
exposés dans ce travail jouissent de toutes les garanties
désirables, puisqu'ils se sont passés sous les yeux
mêmes de la commission.

J'ai divisé mon travail en deux parties. Dans la première j'expose la théorie qui me semble la plus rationnelle et la plus capable d'expliquer les phénomènes morbides caractérisant la rage. Cette théorie est présentement encore une hypothèse, mais demain de nouveaux faits peuvent la confirmer et l'élever à la hauteur d'une loi scientifique.

Dans la deuxième partie, j'étudie la rage à l'aide de la statistique, et j'arrive ainsi à obtenir des résultats rationnels sur la durée de l'incubation et de la maladie, sur l'influence exercée par la cautérisation et sur le diagnostic. Tout ce qui regarde ces données statistiques a été puisé dans les travaux de la commission, qui ont été analysés, synthétisés et présentés ici tous réunis pour la première fois. Les chiffres regardant les trente-cinq premiers rabiques (la commission n'existant pas alors) sont extraits d'une relation succincte publiée en 1859 par le premier secrétaire. Quant aux dix autres, ils sont puisés dans les documents étendus rédigés par la commission. Pour ce qui concerne les trois derniers, ils sont pris dans les rapports publiés par moi et contrôlés plus tard sur les rapports officiels de la commission. Tous ces travaux ont été imprimés à leur temps, mais jamais ces données statistiques n'avaient été publiées et groupées de cette manière, et sous la forme de tableaux analytiques et synthétiques, où ils apparaissent pour la première fois aujourd'hui. J'aime à espérer que je n'aurai pas fait une œuvre entièrement inutile pour la science, et que, bien que restreint à de petites proportions, mon travail aura quelque influence sur les progrès de la science. La Société de Médecine de Besançon voudra bien user de toute son indulgence envers l'auteur pour ce qui regarde le style, en réfléchissant qu'il n'est pas Français, et qu'il a ainsi un droit de plus à la bienveillance de la docte compagnie.

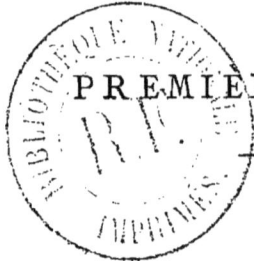

PREMIÈRE PARTIE.

En face d'une maladie dont la terminaison
est la mort, tout essayer, tout oser, est un
devoir pour le médecin.

(TROUSSEAU, *Clinique médicale de
l'Hôtel-Dieu*, t. II; Paris, 1865.)

CHAPITRE Ier.

PREMIÈRES TENTATIVES.

Bien que jeune encore, l'auteur de cette étude a cependant déjà apporté sa petite pierre à l'édifice gran-
diose de notre science. Passionné pour les applications
médicales de l'électricité, il a publié un ouvrage, dédié
à un illustre Français, dans lequel sont traitées toutes les
questions électro-iatriques ; ouvrage qui fut couronné
et reçut un prix à un concours public et est encore dans
son pays l'unique publication sur cette matière; il est
même assez répandu (1).

---

(1) *Manuel théorique et pratique d'électrothérapie.* — *Exposition cri-
tique et expérimentale de toutes les applications électro-iatriques.* Dédié
à M. Duchenne (de Boulogne). Milan, 1864, 1 vol. de 500 pages, avec
figures.

Il continue ses études en publiant un journal spécial électro-thérapique, dans lequel toutes les récentes applications de l'électricité sont discutées et où ses idées sont exposées. Dans le but de spécialiser dans un pays plein de grands souvenirs cette branche particulière de la science, il s'est efforcé de faire des études nouvelles, qui furent couronnées de succès, mais dont ce n'est pas ici le lieu de parler.

Dans le courant de l'année 1864, il proposa à la commission chargée de l'étude et du traitement de la rage, qui existe au grand hôpital de Milan, d'appliquer l'électricité à l'hydrophobie, et se proposa de diriger en personne l'expérimentation. La proposition fut agréée, et on décida que le premier hydrophobe qui se présenterait serait soumis à l'action de l'électricité.

Une telle application était peut-être sans précédents dans la science. Il est bien vrai qu'à peu près vers la même époque, une nouvelle faisait le tour des journaux politiques. On y narrait le fait d'un certain Lussing qui, en Amérique, avec l'électricité, avait guéri un hydrophobe ; mais l'histoire était si mal racontée et avec si peu de connaissance de la matière, elle était si peu détaillée, qu'elle ne figura que dans les *faits divers* des journaux. J'eus beau fouiller dans les gazettes médicales anglaises et américaines, je n'ai jamais pu trouver la moindre indication à ce sujet.

L'illustre Matteucci, toutefois, appuyé sur ce fait, dans une lettre à l'Institut de France, dont il est membre correspondant, avait, dans le mois de janvier de la même année, proposé d'appliquer l'électricité à l'hydrophobie. Et en rappelant sa tentative de 1830 sur le tétanos, il proposa qu'on tentât le courant continu constant *(galvanisme)*.

Cependant, tout en respectant l'opinion de l'éminent physicien, je proposai à la commission de tenter pour la première fois l'électricité d'induction (*faradisme*), parce que je crois qu'elle est l'électricité médicale par excellence, et de réserver pour une deuxième tentative le galvanisme. Et cela fut admis.

En attendant, je fis acheter par l'administration de l'hôpital le grand appareil volta-faradique de M. Duchenne (de Boulogne), qui fut expédié de Paris, et que je regardais comme le meilleur pour une grande application.

Dans la soirée de la journée du 18 février, on m'avertit qu'un rabique était arrivé à l'hôpital. Je m'y rendis à la hâte. La commission était réunie, et avait déjà posé avec la plus grande sûreté son terrible diagnostic. Le malade, nommé Pavesi, était un homme de quarante ans ; il avait été mordu dans la région du tendon d'Achille, par un chien, cinq mois auparavant. Il n'avait pas été cautérisé. Le premier signe de la rage se développa le 15 février, après 150 jours d'incubation.

Le grand appareil de M. Duchenne était préparé, plusieurs personnes avaient déjà tenté de le faire agir, mais inutilement. Moi aussi je n'ai pu obtenir en aucune manière le courant, quoique je l'eusse plusieurs fois manié et éprouvé. On apporta un vieil appareil allemand, magnéto-électrique, mais il n'était pas gradué, il donna des secousses trop fortes, et le malade ne put les tolérer. Vers le soir, on crut à propos de suspendre l'application. On remarquait en effet beaucoup de calme dans le malade. Mais le lendemain il était dans un délire si fort, qu'on ne voulut pas expérimenter de nouveau l'électricité sur ce malade, qui mourut après 132 heures de maladie.

Cette première tentative n'avait été ni bien faite ni heureuse, et je me mis à l'œuvre pour faire mieux. Mais l'appareil de M. Duchenne (quoiqu'il eût coûté 300 fr.) ne fonctionnait plus, et on ne put plus le remettre en état. La commission insista pour l'application du galvanisme à courant continu.

A cet effet, on prépara trente-six éléments de la pile de Daniel, et on décida de les diviser en trois batteries de douze couples chacune, et de régler la force, la tension et la durée de l'application, selon l'âge, la constitution et la tolérance du malade.

En avril 1865, il se présenta de nouveau un rabique, mais l'auteur de cette étude étant absent, l'application fut faite par un de ses amis, M. le Dr Barzanò, et continuée pendant dix-neuf heures, mais avec beaucoup d'interruptions et avec un courant de peu de force. Toutefois l'oppression avait diminué, la dysphagie rabique avait cessé tout à fait. Malheureusement on ne put profiter de ces avantages, parce que le malade avait été énormément troublé par l'imprudence d'un infirmier, qui lui avait avoué qu'il était enragé, ce qu'il ignorait encore. Le pieux mensonge de la commission , qu'il était malade d'une affection nerveuse de nulle importance, avait été rudement démenti. Le malade en mourut désespéré. Informé du résultat de cette deuxième tentative, j'en fus bien satisfait; mes espérances renaissaient et celles de la commission aussi. Elle résolut de tenter de nouveau le courant continu sur le premier hydrophobe qui se présenterait.

Chargé de nouveau de cette application, je fis apprêter en attendant tout ce qui était nécessaire. La direction de l'hôpital m'invita à pourvoir l'établissement de tout ce qui pourrait être nécessaire pour cette application, et me nomma *conservateur du cabinet électro-iatrique.* Je commençai par obtenir des piles à la Daniel, qui furent modifiées pour pouvoir les maintenir longtemps en activité sans beaucoup de frais. J'inventai un *galvanomètre-type,* qui devait servir pour toutes les applications du courant galvanique, afin de savoir avec précision de quelle force était l'électricité appliquée. Je pensai à préparer de bonnes plaques, des conducteurs bien adaptés, etc.

La commission avait décidé : 1° qu'on appliquerait un excitateur avec plaque à la nuque, et l'autre aux dernières vertèbres dorsales ; 2° qu'on userait du courant centrifuge direct, en faisant communiquer le pôle positif avec la plaque à la nuque et le négatif avec l'autre. Ni l'une ni l'autre de ces prescriptions ne furent observées, comme on va le voir.

Enfin vint la troisième, — la grande tentative !

Un paysan, certain Barozzi, habitant à F..., retournait le 15 mars 1866 chez lui, avec sa fille Angélique, âgée de neuf ans. Elle le précédait sur la grande route qui mène au village ; le père s'étant un peu arrêté à cueillir quelque chose sur la grande route, la petite Angélique vit venir un chien boule-dogue. Le père, qui de loin entrevit le regard farouche de l'animal, avertit à haute voix sa fille de bien se garder d'interrompre sa marche et de s'esquiver.

La fille, obéissant à la voix paternelle, s'arrêta sur le bord de la route pour laisser passer l'animal qui s'avançait. Mais celui-ci l'attaqua néanmoins, la renversa à terre, lui déchira en plusieurs points ses habits et la mordit en plusieurs endroits. Le père, qui avait tout vu, courant à la hâte au secours de la malheureuse, tua le chien et porta la pauvre petite dans ses bras à la maison.

Les blessures qu'Angélique avait subies dans sa lutte avec le chien ne furent pas cautérisées, mais traitées simplement avec du cérat. Il y en avait trois à la tête et une à la main droite. Elles se cicatrisèrent promptement. La petite n'avait plus aucun souvenir de la malheureuse rencontre, lorsque, le 27 avril au soir, le père remarqua chez elle de l'oppression, du malaise, peu d'appétit et des douleurs aux extrémités inférieures. Le 28 au matin, elle refusa de manger. On appela le médecin, il examina et entendit tout, et l'envoya à l'hôpital en la déclarant malade d'hydrophobie.

Le 29, à dix heures du matin, la pauvre fille arriva à

l'hôpital. Elle était dans un état d'exaltation vraiment
effrayant, qui a laissé une terrible impression sur tous
ceux qui l'ont vue. On lui présenta un verre d'eau, il fut
repoussé avec fureur ; on lui montra un corps lucide, et
elle hurla comme un maniaque ! Les domestiques de
l'hôpital étaient eux-mêmes effrayés.

La commission se réunit. On ne pouvait avoir des
doutes sur la terrible affection, ses symptômes étaient
au maximum. Il y eut un membre de la commission
qui, considérant la malade dans un état désespéré, proposa d'abandonner la maladie à elle-même et de réserver
à un autre cas moins grave l'application de l'électricité.

La commission, au contraire, décida de la tenter *précisément parce que le cas était grave.*

Je me hâtai. Sur une table voisine du lit où était liée
la pauvre Angélique, je disposai mes batteries. Il y
avait vingt-deux éléments à la Daniel, dont le zinc me-
surait en hauteur 7 centimètres et un même chiffre de
diamètre. Je n'ai pas acidifié l'eau, parce que de cette
manière le courant est plus constant, en décomposant le sulfate de cuivre et en dérivant son acide. Le
diaphragme poreux contenait, avec le cuivre, la solution
de sulfate de cuivre que j'avais préparée et que je
maintins saturée en y ajoutant d'heure en heure des
cristaux de sulfate de cuivre.

Au pôle positif *(cuprum)* de la batterie, j'attachai mon
galvanomètre-type, composé de deux bobines sur lesquelles étaient enroulés trente-cinq tours de fil de
cuivre du diamètre de $1/4$ de millim., isolé avec de la

soie. Le fil qui sortait du galvanomètre passait par le graduateur de Bonijol, constitué par un tube vertical en verre, plein d'eau pure, terminé à son extrémité inférieure par un fond en métal auquel était soudé un bouton pour les communications, et à son extrémité supérieure par une virole dans laquelle était placé un petit bouchon traversé par une tige. L'intensité du courant est proportionnelle à l'épaisseur de la couche de l'eau qu'il doit traverser.

Aux deux fils, l'un du pôle zinc et l'autre du pôle cuivre, étaient vissées des plaques de cuivre qui devaient être, avec des coussinets imbibés d'eau pure, placées sur les régions plus haut indiquées.

Il était huit heures de l'après-midi du 29, lorsque je me présentai à la commission avec tous mes appareils en bon ordre. Alors un des membres, M. le professeur Polli, proposa de bifurquer le rhéophore négatif et de le placer à la plante des pieds. Cette proposition fut de suite approuvée et soutenue par moi, et la commission l'accepta. Je dus donc penser à bifurquer le rhéophore, et lorsque, après cette opération, j'appliquai le courant, par inadvertance je posai le négatif au front et le positif aux pieds.

A huit heures et demie la tige de laiton du graduateur descendait doucement dans le tube plein d'eau, et le courant électrique entrait par les pieds de l'enfant, parcourait tout son corps et sortait par la tête. C'était une espèce de bain électrique général de tout l'organisme. Le courant passa avec si peu de force que l'enfant ne bougea pas. Assis derrière le graduateur, je faisais descendre la tige avec beaucoup de lenteur pour ne produire aucune secousse à la malade, et en effet, j'atteignis le 23° du galvanomètre, sans qu'elle manifestât de douleur. La commission éleva alors des doutes sur le passage de l'électricité, et je fis un moment agiter le graduateur : l'enfant cria aussitôt et éprouva des secousses. Le pouls, qui était avant l'application à 120°, descendit promptement à 92°. Le courant était très bien toléré. La nuit se passa bien. L'enfant, toujours sous l'influence bienfaisante de l'électricité, avait dormi doucement. De l'agitation se manifestait en voyant beaucoup de monde ; la dysphagie rabique, l'aversion pour les corps lucides, étaient encore manifestes. Le courant avait duré huit heures, à quatre et demie du matin à peu près les gardiennes l'ayant suspendu.

A huit heures et demie du 30, je le remis avec les mêmes précautions et je portai l'intensité du courant à 26°, puis à 28° pendant le jour. Vers le soir, la commission constata une petite amélioration. Le *quatrième* jour de la maladie commençait, et la petite mangea du biscuit trempé dans de l'eau. Elle toléra la vue des corps lucides..., elle but tranquillement..., répondit aux demandes... et montrait la langue... Quels changements ! quelles espérances ! — A onze heures de la nuit, j'étais assis au lit d'Angélique, laquelle me devenait bien chère. Elle me répondait avec franchise et clarté. Je portai la force du courant à 30°.

Le 1er *mai*, le quatrième jour de la maladie, fut beau.

Le matin je trouvai l'enfant qui causait avec ses gardiennes ; elle avait déjà déjeuné. Le galvanomètre était à 28°. A huit heures et demie arrive la commission, elle se montre contente. On suspend le courant, et j'enlève la plaque du front. Il y avait une escharre de la largeur d'une pièce de 5 fr., et bien noire ! Je donnai à la malade une heure de repos, et puis je remis tout avec le galvanomètre à 30°. Je maintins ce degré toute la journée. La petite rit, parla, et je lui promis que le lendemain je la laisserais descendre dans la cour pour jouer. Elle accepta !... Au soir on remarqua une deuxième escharre au front. La commission est contente du bien-être général de la malade et de ce que le cinquième jour commence sous de si heureux auspices.

Le 2 *mai* au matin, tout continue à bien aller. Nuit tranquille. La malade est un peu irritable. On remarque de l'œdème à la paupière gauche. Le courant fut interrompu à cinq heures et demie du matin. A neuf heures je le rétablis et je porte encore le galvanomètre à 30° et à onze heures à 34° ! — A trois heures de l'après-midi, je trouve l'œdème augmenté ; la patiente me semble bien faible. J'attends la commission, je demande la parole, et en esquissant en peu de mots tout ce qui avait été fait, je conclus en demandant de terminer l'application. Je tremblais d'avoir déjà passé les limites. Le courant, en effet, qui avait été appliqué le soir du 28 avril à huit heures et demie, avait été continué jusqu'à trois heures de l'après-midi du 2 mai, et en calculant les suspensions accidentelles et volontaires, il y avait cinquante-huit heures, pendant lesquelles sa force s'était élevée de 24° à 26°, puis à 28°, 30°, 34° et pendant les dernières heures à 30° encore. Jamais on n'avait fait une pareille application; dans la science rien de semblable! Ce serait une imprudence de persister.

La commission, émue de ces paroles, après m'avoir adressé des expressions très flatteuses, m'invita à suspendre.

Vers le soir de ce jour, 2 mai, je regardai la pauvre et charmante Angélique assise dans son lit. La sixième journée commençait! Elle était calme, mais non souriante comme le jour avant, et portait sur son front deux grandes escharres; la paupière gauche était encore œdémateuse, la prostration évidente. Mais pas de rage, aucune appréhension pour les personnes; elle buvait et mangeait sans difficulté, voyait avec calme la lumière, l'eau, les corps lucides. Etait-elle malade?....

Ainsi se passèrent deux journées encore, jours d'angoisses et de douleurs pour moi, pendant lesquels je vis peu à peu s'éteindre sous mes yeux cette faible existence. Le pouls était très petit et fréquent; la peau, qui jadis était froide, se couvrit le 3 mai de sueur qui ruisselait sur le visage. La petite ne mangeait plus et répondait avec difficulté à mes questions; elle était comme hébétée. Vers le soir du 3 mai, je la vis porter sa main droite au front et faire le signe de la croix!..... Je ne pouvais pas quitter ce lit, auquel il me semblait que la science m'appelait avec ses attraits les plus chers. De jour et de nuit je visitais ma charmante Angélique, je m'asseyais à son chevet, et puis je m'en allais, espérant toujours que la bonne nature aurait le dessus.

Une odeur d'urine (ammoniacale) s'était développée le matin du 4 *mai*, et un membre de la commission l'avait constatée avec moi. A quatre heures de l'après-midi, les gardiennes me dirent qu'elles-mêmes étaient étonnées de cette odeur, et que la petite n'avait plus uriné. En même temps entra un autre membre de la commission, M. le professeur Polli, qui fut comme repoussé vers la porte par cette forte odeur. Il n'y avait plus de doutes, c'était un grand développement d'ammoniaque, lequel coïncidait avec la suppression de l'urine.

On déposa sur le lit de la malade une bande de papier rouge de tournesol, et elle devint bleue. En la mettant sous les couvertures, elle le devint encore davantage. Sur les lèvres de la malade, elle prit également une légère teinte bleue. La salive, qui avait toujours été acide, était devenue alcaline. Sur les fesses on notait deux ou trois petites escharres et des points bleus, probablement dus à la grande quantité d'ammoniaque caustique. L'urine qui avait été recueillie dans les premiers jours était encore acide, celle évacuée dans les derniers moments, alcaline. Un petit cylindre de verre arrosé d'acide muriatique et agité sur le lit, dégageait de grandes vapeurs blanches de chlorure d'ammonium. On tint une petite lame de verre baignée d'acide muriatique exposée pendant plusieurs minutes sur la bouche de la malade, et après évaporisation, elle montrait au microscope de très beaux cristaux de chlorure d'ammonium. Le copieux développement d'ammoniaque était donc chimiquement prouvé.

La torpeur de la malade persistait. Elle semblait endormie, ensevelie dans le coma. Le visage, toujours pâle, se couvrait par intervalles de vives rougeurs, puis de sueurs, pour redevenir encore froid et pâle. Les pulsations étaient petites, la faiblesse marquée. Le 5 *mai*, à deux heures après minuit, notre pauvre malade expirait, calme et sans délire.

Résumons cette intéressante histoire.

La malade avait donné les premiers symptômes d'hydrophobie le 27 avril, à sept heures dans la soirée; le 28 la maladie était manifeste, le 29 la patiente arrivait à l'hôpital, où elle mourut le 5 mai à deux heures du matin; la durée de la maladie fut donc de 175 heures, c'est-à-dire de sept jours et sept heures. La malade mourut donc dans la huitième journée de l'affection, tandis que depuis deux jours tous les symptômes rabiques avaient complétement disparu.

Le courant galvanique constant, parfaitement toléré par la malade, produisit un calme extraordinaire, et laissa deux escharres au front, où avait été placé le pôle négatif. Le courant qui avait été employé était l'inverse du précédent; il était centrifuge, c'est-à-dire qu'il entrait par les pieds et sortait par la tête. Son intensité fut de 26° à 34° au galvanomètre déjà nommé. Il dura 58 *heures*, avec peu de suspensions. Fait nouveau dans la science et merveilleux !

L'hydrophobie, marquée dans les deux premiers jours de l'application, avait cessé dans les deux derniers.

L'autopsie, exécutée avec toute la diligence possible, ne donna pour la partie microscopique que l'altération que l'on rencontre d'ordinaire dans le sang. Au microscope, comme dans les quatre précédentes dissections de rabiques, on trouva dans le sang et dans l'urine beaucoup d'infusoires filiformes du genre *bacterium, monas, vibrio* et la *torula ureœ* de Van Tieghem.

CHAPITRE II.

EXPÉRIENCES SUR LES CHIENS.

La tentative rapportée plus haut de l'application de l'électricité à l'hydrophobie avait soulevé beaucoup de questions, et m'avait donné l'espérance d'avoir déchiré en partie le voile qui couvre encore l'histoire de cette terrible maladie. Mais d'autre part, avant de chercher à poser sur cette tentative une théorie rationnelle, on devait combattre les objections qu'on avait déjà provoquées.

En effet, on s'était demandé si l'énorme quantité d'électricité qui fut lancée dans ce corps mince et grêle, n'avait pas été la cause de la mort de l'enfant. Et d'autre part on pouvait objecter que ces phénomènes d'ammonio-hémie, qu'on avait avec tant de sûreté signalés, étaient un effet de la décomposition du sang opérée par l'électricité. On proposa donc de répéter l'expérience sur des chiens, d'appliquer sur eux l'électricité avec la même intensité, la même durée et la même forme.

La proposition était juste et fut acceptée.

Le 24 juin 1866, la grande cour de l'hôpital de Milan résonnait d'aboiements. C'était le gardien de la maison municipale des chiens errants et sans maîtres, qui nous amenait deux chiens pour nos expériences. La commission de l'hydrophobie m'avait chargé de les diriger.

Je choisis deux chiens qui me semblaient pourvus des qualités nécessaires. L'un était une chienne de chasse, du poids de 25 kilog., pesant donc de 5 à 6 kilog. de moins qu'Angélique, mais douée d'une résistance vitale probablement égale à celle de cette enfant. L'autre, un chien bâtard, du poids de 10 kilog., avec une résistance vitale qu'on calcula devoir être de la moitié inférieure à celle qu'offrait Angélique.

Après avoir reconnu que les deux chiens étaient sains, bien portants, et qu'ils dévoraient avec beaucoup de voracité et buvaient avec facilité, on les transporta dans une des caves de l'hôpital, d'où les cris des animaux ne pouvaient parvenir dans les salles des malades.

Ils furent liés sur une table, dans la supination, avec les quatre extrémités bien assurées au moyen de cordes fixées à des clous plantés dans la table. On rasa le front et la surface antérieure de la jambe, là où celle-ci s'articule avec le pied. On plaça un excitateur sous forme de plaque au front, et deux autres sur la partie rasée de la jambe, et on mit la première en communication avec le pôle négatif, la seconde avec le pôle positif. On monta le graduateur de Bonijol et mon galvanomètre-type dans la continuité du rhéophore négatif, précisément comme dans l'expérience d'Angélique.

La batterie qu'on employa pour cette occasion n'était plus celle à la Daniel, mais la modification par moi proposée à l'hôpital. En tenant toujours en action une batterie, le zinc, qui est le métal actif, est détruit rapidement par le liquide excitateur, et il est bientôt perdu. Or, l'administration de l'hôpital ne voulait pas se soumettre tous les deux ans au moins aux frais de nouvelles batteries. Pour les éviter, j'imaginai de faire construire la batterie de manière à pouvoir, après chaque application, soulever le zinc hors du liquide excitateur.

La batterie construite d'après mes indications se compose de trois cassettes en bois, dans chacune desquelles se trouvent huit éléments. Chaque élément se compose d'un vase en verre, haut de 16 centimètres, avec un diamètre supérieur de 9 centimètres et inférieurement de 8 ; sur le fond du vase on place un disque de cuivre, auquel est soudé un fil de cuivre isolé avec du caoutchouc, qui court vers le haut où est le pôle positif. Sur ce disque je verse un demi-kilogr. de sulfate de cuivre cristallisé, réduit en grosse poudre, et qui occupe une place de 4 centimètres de hauteur, et puis je verse 4 centimètres encore en hauteur d'eau pure. Un disque de la grosseur de 2 centimètres, en zinc, est placé dans l'eau, suspendu avec une petite tige verticale en laiton à une traverse en bois. Toutes les traverses de chaque élément sont réunies par une seule, qui court tout le long de la cassette. Cette traverse médiane peut être soulevée et abaissée par une tige en bois, qui existe dans le milieu de la cassette et qui est munie d'un mécanisme et d'une roue dentée. De cette manière, après chaque application on soulève dans un moment tous les zincs, et la batterie peut durer longtemps. Sa force est de 60° à mon galvanomètre-type, et la batterie à la Daniel déjà employée en donnait à peu près autant.

Voici le journal qui fut tenu dans cette occasion.

Pour le premier chien :

24 juin. 10 heures avant midi. — On commence l'application sur les chiens. Le galvanomètre marque 25°. L'artère fémorale donne 80 pulsations.

3 heures après midi. — Le galvanomètre est à 27°. L'animal est tout à fait tranquille, et en voyant des personnes montre des signes de joie.

8 heures du soir. — Le galvanomètre est à 21°. L'animal est calme ; il a uriné. L'artère fémorale donne 98 pulsations.

25 juin. 8 heures du matin. — Le galvanomètre est à 10°. Il a donc oscillé dans la nuit entre 21° et 10°. On donne un peu de repos et à boire à la pauvre chienne.

1 heure après midi. — Je remets le courant, et le galvanomètre à 30°. La fémorale donne 84 pulsations.

9 heures du soir. — Le galvanomètre est à 15°. Je le reporte à 35°.

26 juin. 9 heures du matin. — Le galvanomètre est à 25°. Dans la nuit il a donc oscillé entre 35° et 25°. Je donne un repos d'une demi-heure, et puis je remets le courant à 35°.

Midi. — Le galvanomètre est à 25°. Je le remets à 37°. L'animal se porte bien.

2 heures. — Je trouve le galvanomètre à 36°.

9 heures du soir. — Le galvanomètre est encore à 36° et je le porte à 40°. L'animal est encore gai, et il remue la queue en me voyant.

27 juin. 8 heures du matin. — Je trouve le galvanomètre à 26°, et l'animal gai comme hier. La fémorale donne 78 pulsations. Au front il y a une escharre noire, et dans tous les muscles un tremblement. On donne une demi-heure de repos et puis on reprend à 45°.

Midi. — Le galvanomètre est à 50°. On le reporte à 35°.

2 heures. — Le galvanomètre est à 37°.

4 heures. — Le galvanomètre est à 40°.

9 heures du soir. — Le galvanomètre est à 30°. Après une demi-heure de repos, je le remets à 40°.

28 juin. 10 heures du matin. — Je trouve le galvanomètre à 15°. Dans la nuit il a oscillé entre 40° et 15°. La fémorale donne 68 pulsations. L'escharre au front est grande, on mesure 4 centimètres de diamètre. L'animal a eu des évacuations. Il semble un peu affaibli.

Le courant, appliqué le 24 juin à dix heures du matin, fut donc toléré par la chienne jusqu'au 28 juin à dix heures du matin, et en évaluant les suspensions à cinq heures, il a duré *91 heures*.

La force du courant a varié entre 20° et 50°. Ces variations, on doit les attribuer à l'animal qui n'était pas toujours tranquille ; aux supports en toile des plaques, qui se séchaient facilement ; à l'eau du graduateur, qui se décomposait.

En tenant compte seulement des degrés auxquels on trouva le galvanomètre lors de nos visites, et pas de ceux auxquels nous l'avions placé, on a la table suivante :

L'intensité était à 3 heures de 27°

soir,   8   —   21°

matin,	8	—	10°
soir,	9	—	15°
matin,	9	—	25°
	12	—	25°
	2	—	36°
soir,	9	—	36°
matin,	8	—	26°
	12	—	50°
	2	—	40°
soir,	9	—	30°
matin,	10	—	15°

Pour toute la durée des 91 heures, on n'observa aucune importante modification dans la vie de l'animal. Les pulsations de l'artère fémorale, qui au début de l'expérience étaient à 80, descendirent jusqu'à 68, et restèrent stationnaires entre 70 et 80. Les évacuations ne manquèrent jamais. L'animal a bu et mangé quelque peu.

Si on pense que l'animal est resté pendant 91 heures cloué sur une table, dans une position incommode, sur un lit bien dur, et sans manger presque rien, on ne s'étonnera pas d'apprendre, je crois, qu'à peine délié, le chien se roula comme un corps mort sur une couche de paille et fut comme terrifié. Toutefois, lorsqu'on lui présenta un plat de soupe avec de la viande, il la mangea avec une visible satisfaction.

Toutes les fois qu'on descendait dans la cave où cette expérience eut lieu, on ne manquait jamais de sentir s'il y avait une odeur ammoniacale. On avait apporté la bande de papier de tournesol, le bâton en verre baigné d'acide muriatique, des vases pour recueillir l'urine, de petites lames en verre arrosées du même acide pour l'haleine. Mais la réaction avec le tournesol ne se fit jamais, la bande resta toujours rouge ; l'acide muriatique ne donna jamais de vapeurs, en agitant sur le corps de l'animal le bâton qu'on y avait trempé ; les petites lames en verre, après avoir été soumises à l'action de l'haleine, ne présentèrent jamais sous le miscroscope les cristaux de chlorure d'ammonium. On ne rencontra donc aucun développement d'ammoniaque.

L'expérience sur l'autre chien donna le même résultat. Mêmes points d'application, même méthode, même durée du courant, dont la force varia entre 20° et 25°. L'artère fémorale fournit entre 70 et 80 pulsations. Il y eut une escharre au front dès le deuxième jour de l'application.

A peine l'animal fut libre de ses mouvements, qu'il se mit à se reposer un peu, puis il mangea et manifesta de la satisfaction. On ne lâcha pas les chiens, mais on les mit en observation pendant quatre jours encore. Rien d'anormal ne s'observa. Les animaux reprirent leur vie organique avec toute leur liberté et leur aisance, selon leur naturel ordinaire. Ils mangèrent et burent toujours assez bien ; ils ne semblaient pas être faibles ; seulement on nota qu'ils étaient devenus méfiants et n'étaient plus gentils.

Le 1er juillet, il fallut les donner au gardien, qui les noya, comme c'était son devoir ; de plus, il déclara qu'il les trouva doués de la même force que lorsqu'il nous les avait remis.

La commission, qui avait toujours suivi avec beaucoup d'intérêt cette intéressante expérience, ne pouvait pas se refuser à établir ce qui suit :

1º La durée et l'intensité du courant galvanique employé pour la jeune Barozzi ne peuvent pas être considérées comme la cause de sa mort, parce que si chez Angélique le courant a duré 58 heures avec une intensité de 20º à 34º, dans ce maximum pendant bien peu de temps, chez les chiens, qui ont été évalués comme ayant une résistance vitale moindre que celle qu'elle offrit, le courant a continué pendant 91 heures avec une intensité de 20º à 50º et pendant 5 heures de 36º à 50º.

2º L'électricité galvanique, si longtemps continuée, ne parut pas exercer une action sur le sang ; elle n'a pas produit d'ammoniaque. On ne peut donc pas dire que les phénomènes de cette altération, qui ont été observés chez Angélique, puissent être considérés comme produits par l'action du courant, bien qu'intense et prolongé.

CHAPITRE III.

THÉORIE NOUVELLE SUR LA RAGE.

Avant d'exposer la théorie nouvelle sur la rage, qui nous paraît être la plus rationnelle, qu'il nous soit permis de résumer les faits intéressants qui précèdent.

Il y avait donc une enfant de neuf ans, qui, mordue par un chien enragé, après 45 jours de calme devint rabique. Transportée dans un hôpital, une commission, bien sûre de son jugement, grâce à plusieurs études faites à ce sujet, trouve que non-seulement il n'y a pas de doute sur le diagnostic à poser, mais que la maladie offre une certaine gravité.

On soumet cette enfant à l'action de l'électricité avec un courant galvanique, dont le pôle négatif est placé sur le front, le positif bifurqué aux pieds. Nul doute que le courant ne passe, parce que, outre les phénomènes organiques de deux grandes escharres au front, il y a les phénomènes physiques du galvanomètre, et la décomposition de l'eau contenue dans le tube du graduateur.

Le courant, une fois en action, n'est suspendu que pour les réparations nécessaires aux instruments ou involontairement. Il dure 58 heures. Sa force est telle, qu'un galvanomètre d'une construction connue oscilla entre 24° et 34°, et donna une moyenne de 30°.

Après 58 heures de ce bain général, pendant lequel toutes les parties du corps doivent avoir ressenti son influence, dans la troisième journée de la maladie, les symptômes de la rage s'évanouirent. La malade devint tranquille, but, mangea, parla avec douceur, et appela du doux nom de mère une de ses gardiennes. Personne, dans les deux derniers jours, n'aurait pu dire que l'enfant avait été rabique.

On suspend le courant. L'enfant est faible et pâle. Elle semble sortir de la convalescence d'une longue maladie. Toutefois elle mange...., elle n'a rien..... Mais elle tombe peu à peu dans le coma ; elle a toujours sommeil, elle n'urine plus, et une odeur ammoniacale se répand dans sa chambre. D'où vint cette odeur ? — Le papier rouge de tournesol devient bleu en le posant sur son lit, encore plus en le plaçant sous les couvertures ou sur sa bouche. Un bâton humecté d'acide muriatique secoué dans l'air autour du lit donne de grandes vapeurs. Une lame en verre baignée d'acide muriatique, tenue devant la bouche de l'enfant, présente, après évaporation sous le microscope, des cristaux.

En attendant, l'odeur urineuse ammoniacale devient si forte, que tous la sentent ; la malade est plus que jamais dans le coma ; des frissons et du froid viennent par intervalles et sont remplacés par des sueurs chaudes ; elle n'urine plus, elle meurt..... lorsque tous les phénomènes rabiques avaient tout à fait cessé.

Qu'est-ce que cela ?

L'ensemble des symptômes morbides de l'hydrophobie s'est donc accru pour la première fois d'un symptôme nouveau ; le copieux développement d'ammoniaque, après que les phénomènes rabiques ont cessé, coïncidant avec l'état comateux et la cessation des urines.

Or, cet état morbide nouveau, que pour la première fois on découvrait dans la rage, pouvait être causé par l'électricité qu'on appliquait aussi pour la première fois, électricité qui jamais, dans aucune maladie, n'avait été si longtemps et avec autant de hardiesse mise en usage. La mort même de la malade pouvait être un effet de cette extraordinaire et peut-être imprudente expérimentation.

Mais on fit des expériences sur les chiens. On les choisit d'une résistance vitale moindre que celle de l'enfant, pour ne pas laisser de champ aux objections ; on expérimenta dans un établissement public ; les expériences furent contrôlées par une savante commission. Elle a dû donner des conclusions, elle a constaté que les phénomènes sus-indiqués et la mort ne pouvaient pas être attribués à l'action de cet épouvantable courant.

D'où pouvait donc se développer cette quantité d'ammoniaque ? — Du sang certainement. — Mais quel agent pouvait modifier sa composition si profondément, si l'électricité ne l'avait pas produite ? — La rage.

Y a-t-il dans la pathologie une affection qui puisse être comparée à celle que nous avons observée dans la cinquième, sixième et septième journée de notre malade ? Quels en furent les symptômes ?

La tendance à sommeiller, puis le coma ; un semblant de prostration, de lassitude, la diminution des urines, les alternatives de frissons et de sueurs, de froid et de chaud ; enfin cette odeur ammoniacale sensible à tous ceux qui entraient dans la chambre de la patiente.

Dans l'autopsie on trouva des congestions au cerveau, aux reins, au foie et à la rate. Le sang sous le microscope montrait une dégénération spéciale ; ses globules rouges étaient pâles, mous, pâteux, se déformaient facilement, et le sang avait une tendance remarquable à rester liquide. L'urine, qui dans les premiers jours de la maladie était acide, dans les derniers jours était alcaline, ainsi que celle qu'on avait trouvée dans le cadavre. Cette dernière offrait sous le microscope des cristaux de phosphate ammoniacal ; dans le sang on avait encore trouvé de nombreux infusoires du genre *bacterium, monas, vibrio.* Cet examen microscopique avait été fait par les professeurs les plus expérimentés de la ville.

Quelle était donc cette affection? On ne peut, il me semble, avoir des doutes. C'était celle que B. Richardson décrivit sous le nom d'*uremic coma* dans ses *Clinical Essays* (1). Le nom de cet illustre médecin est bien connu; ses travaux sur la cause de la coagulation du sang, sur la phthisie des buveurs, et la récente étude d'anesthésie locale par la pulvérisation de l'éther, lui ont acquis beaucoup de renommée.

Il traite, page 133 de ses *Clinical Essays,* du coma urémique, et il rapporte l'histoire de huit personnes, chez six desquelles on avait cru que cet état était le ré-

_____

(1) London, Churchill. 1862.

sultat d'un empoisonnement narcotique, et qui avaient en conséquence donné lieu à une instruction judiciaire. Dans tous les huit cas les symptômes furent la tendance au sommeil, la prostration générale, la faiblesse, l'odeur morbide ammoniacale, et puis le coma, seul ou avec des convulsions. Ces symptômes sont précédés ou de la suppression des urines ou de frissons. La peau est froide, mais avec de fréquentes exacerbations de sueurs chaudes. La respiration irrégulière, mais sans dyspnée ; pas d'obstacles à l'entrée de l'air dans les voies respiratoires, mais destruction de l'équilibre dans les mouvements respiratoires. Une même description des symptômes du coma urémique est donnée par M. le professeur Niemeyer [1]. Celui-ci attribue beaucoup d'importance aux frissons, et il croit que plusieurs cas de prétendues fièvres pernicieuses ne sont qu'une intoxication du sang dans l'urémie aiguë, avec des frissons revenant à intervalles plus ou moins réguliers.

Au sujet de la cause morbide, Richardson croit qu'elle est dans le sang. En effet, il a de la tendance à rester liquide ; traité avec la chaux et la baryte, il développe de l'ammoniaque ; ses globules rouges sont déformés ; leur diminution, déjà observée par Christison, est confirmée par Richardson. La quantité de l'urée dans le sang semble augmentée. Il y a congestion du foie, de la rate, du cerveau, et une congestion aiguë ou chronique des reins.

---

[1] *Handbuch der speciellen Pathologie und Therapie.* Tubingen, 1864. 6ª édition.

La cause primitive de l'affection est pour Richardson la cessation de l'excrétion de l'urée, laquelle reste dans le sang. Des expériences directes sur les animaux l'ont prouvé. On a extirpé les reins, on a lié les vases rénaux, on a coupé les nerfs des reins, et dans tous ces cas on a vu l'urée s'accumuler dans le sang des animaux, et ceux-ci mourir avec les symptômes de l'uro-hémie. Hammond croit que l'urée se transforme en cyanate d'ammoniaque, qui agit comme un poison narcotique. Frerichs, au contraire, croit que l'urée se décompose en carbonate d'ammoniaque, qui est aussi un poison.

Quel que soit toutefois le principe morbifique, c'est un fait acquis à la science que l'accumulation de l'urée dans le sang, de cette urée qui est un produit excrémentitiel, un *caput mortuum* des opérations organiques, est mortel aux animaux, et que les symptômes avec lesquels ils meurent sont le coma avec frissons.

D'après cela, il n'est pas, ce me semble, hors de propos d'établir ce qui suit :

L'hydrophobie est une intoxication qui produit une altération du sang. Cette intoxication se révèle, dans une *première phase*, avec une imposante manifestation de phénomènes nerveux, pendant lesquels presque toujours on meurt, et c'est pour cela l'unique moment de la maladie qu'on a pu ordinairement étudier.

Dans notre cas, l'électricité a vaincu les phénomènes nerveux, ils se sont dissipés ; mais l'affection dyscrasique a continué sa marche, et nous avons eu l'occasion de voir, pour la première fois peut-être, la *deuxième phase* de la maladie, qui jusqu'à présent nous était presque inconnue, et nous avons pu l'étudier.

De la même manière, le choléra, cette affreuse maladie qui partage avec la rage le triste privilége d'échapper à toutes les investigations de la science, est fatal quelquefois dans sa première phase avec un effrayant développement de phénomènes nerveux (choléra *sic*) ; mais si le malade surmonte cette crise, on entre dans la deuxième phase, où il n'y a que l'altération du sang, le typhus cholérique.

L'ammoniaque, que nous avons vu se développer dans la deuxième phase de la rage, pourrait provenir ou de l'accumulation de l'urée dans le sang et de sa transformation en carbonate d'ammoniaque ; ou de l'urée naturelle du sang non encore éliminée par les reins, qui est décomposée par le virus hydrophobique, et convertie en carbonate ; ou de graves altérations des substances albuminoïdes de l'organisme, produites par le virus. Ces deux dernières circonstances sont peut-être celles de la rage.

Mais quel est le virus de la rage ? Sa longue incubation, variant entre le treizième et le cent quatre-vingt-deuxième jour, comme on le verra plus tard, ne permet pas de croire que le virus soit un *poison*. Le poison détruit, désagrége les tissus avec lesquels il vient en contact, il s'unit tout de suite avec eux. Il n'y a pas d'incubation, il n'y a pas de trève avec lui. C'est un ennemi qui n'accepte pas d'armistice.

Le virus de la rage doit être un *ferment*. D'après les

études de M. Pasteur, on sait que dans la fermentation, c'est-à-dire dans ce phénomène produit par l'action d'un ferment sur une matière fermentescible , le ferment est représenté par un organisme vivant, par un microphyte ou un microzoaire; que la matière fermentescible est de la substance organique dans un état spécial d'agrégation , dans laquelle il trouve les éléments nécessaires à son développement et à sa prolifération. C'est là la théorie aujourd'hui la plus acceptée, et qui a détrôné l'*érémacausie,* la *digestion* et la *théorie chimique* de M. Liebig.

Or, les ferments ne sont pas des poisons ; ils sont des corps indifférents pour les organismes qui les digèrent et les assimilent pendant le travail nutritif, toutes les fois qu'ils ne renferment pas de matière fermentescible. Le *micoderma cerevisiœ*, par exemple, peut être impunément injecté dans les veines d'un animal ; mais si par une autre veine on injecte dans le même temps de la glucose, la fermentation a lieu, et l'animal meurt par intoxication alcoolique. C'est une expérience de Cl. Bernard.

Le ferment n'est donc venimeux que par les produits de la décomposition qu'il cause dans la matière fermentescible, laquelle doit se trouver dans une condition spéciale pour pouvoir être attaquée par lui. Le ferment n'agit pas toujours lorsqu'il vient à être mis en contact avec une matière organique ; il est nécessaire que cette matière se trouve dans un état particulier d'agrégation. Le sucre de canne, par exemple, n'est pas influencé par l'action du ferment, s'il n'est pas préalablement converti en sucre non cristallisé.

Avec ces connaissances, qui ne sont pas de nous, mais celles de la science contemporaine, on peut éclaircir beaucoup de points encore obscurs dans l'histoire de plusieurs affections.

L'*incubation* d'un virus n'est rien autre que l'état d'inaction du ferment, tant que dans l'organisme se forme la matière fermentescible adaptée à son développement, tant que son agrégation moléculaire va se modifiant. C'est la graine d'une plante qui attend son moment favorable pour se développer, et qui en attendant conserve ses propriétés vitales.

La *diffusion d'une maladie* et sa contagiosité, c'est la reproduction du ferment ; la *guérison spontanée*, c'est le non-développement des conditions nécessaires dans la matière fermentescible ; la *prédisposition*, c'est la matière fermentescible déjà prête à recevoir et à faire vivre le ferment ; la *préservation* par l'inoculation, ou par la maladie déjà eue, est la destruction dans l'organisme des matériaux fermentescibles sous l'influence de ce virus.

Or, dans la salive d'un chien rabique peut se trouver un mycrophite ou un microzoaire. Il est inoculé dans le corps de l'animal mordu et il reste dans son organisme tout le temps nécessaire pour se développer. L'incubation rabique, qui est si variée, est donc en relation avec le temps qui est nécessaire au ferment organique pour devenir adulte, et avec le temps qui est nécessaire à la matière organique fermentescible pour offrir au parasite le terrain favorable à son développement.

Les petits ferments organiques composant le ferment rabique, devenus adultes et dans un milieu favorable, passent dans le sang, agissent sur lui et produisent un principe de fermentation morbide, laquelle engendre des matières venimeuses et une affection mortelle.

De cette manière on pourrait expliquer l'utilité théorique des cautérisations faites immédiatement après la morsure, parce qu'on détruirait avec elles le ferment sur place. On peut expliquer les phénomènes de la cuisson et de la douleur de la partie mordue, lorsque la rage va éclater. C'est le ferment lyssique qui s'est déjà développé et qui a trouvé une substance organique pour donner naissance à sa fatale génération dans le sang.

Le ferment lyssique pourrait bien être du genre de ces infusoires que MM. Bernard et Davaine ont trouvés dans cette meurtrière maladie qu'on désigne sous le nom de *sang de rate*. Il pourrait être aussi la *torula ureœ*.

Les recherches faites sur la constitution du sang, dans la maladie épizootique déjà nommée, par Davaine et Bernard, ont montré que le sang, examiné au microscope huit heures après la mort de l'animal, contenait un grand nombre de *bacterium*. Or, chez les animaux vivants et sains, on ne trouve jamais d'infusoires de ce genre. De plus, les globules rouges, au lieu de rester bien distincts, comme ceux du sang sain, s'agglutinaient généralement en masses irrégulières.

Dans une première communication à l'Académie des sciences, faite dans la séance du 27 juillet 1863, MM. Bernard et Davaine faisaient connaître le résultat de l'examen de six animaux atteints ou morts du sang de rate, et toutes les fois ils avaient trouvé dans le sang les mêmes êtres microscopiques. Dans une deuxième communication à l'Académie, dans la séance du 10 août, ils confirmèrent par de nouvelles recherches les résultats de leurs premières investigations. Sur quatorze inoculations pratiquées sur des lapins avec du sang frais infecté de bactéries, quatorze fois des bactéries semblables se sont produites, et toujours la mort s'en est suivie.

« L'expérience, concluait le grand physiologiste, » ayant montré que l'apparition des *bacterium* dans le » sang précède celle des phénomènes morbides, il est na- » turel de rattacher l'existence de ces phénomènes à » celle des *bacterium*, lesquels, jouissant d'une vie » propre, s'engendrent et se propagent à la manière » des êtres doués de vie. Tant que le sang ne les contient » qu'en germe, tant que leur développement ne s'est pas » effectué, les phénomènes morbides ne se produisent » point non plus. »

Les *bacterium* sont des filaments libres, droits, raides, cylindriques, d'une longueur variable entre 4 et 12 millièmes de millimètre et d'une ténuité extrême.

Il y a longtemps déjà que des médecins et des naturalistes ont admis que les maladies contagieuses, les fièvres éruptives et épidémiques graves, sont déterminées par des animalcules invisibles ou par des ferments. Nous avons déjà des observations positives pour le sang de rate et une analogie frappante pour la rage.

Le ferment organique qui constitue le virus de cette terrible affection, vient donc se déposer avec la salive dans le tissu ; il y reste jusqu'à ce qu'il ait trouvé les matériaux nécessaires pour se développer et multiplier, et puis il jette dans le sang toute sa hideuse famille.

Celle-ci doit avoir une spéciale prédilection pour l'urée du sang, ou pour une autre substance de l'organisme qui, en se décomposant, puisse donner de l'ammoniaque.

Mais avant que le microzoaire ait trouvé assez d'urée, ou agi convenablement sur d'autres substances organiques, et avant qu'il ait donné naissance à du carbonate d'ammoniaque en assez grande quantité pour produire le coma urémique, il a exercé une telle irritation nerveuse sur les centres nerveux (irritation encore inconnue matériellement, parce qu'elle est engendrée par un microzoaire) qu'on a la première phase de la rage. Et ces symptômes nerveux sont si violents que le malade en meurt.

Si toutefois, avec un puissant calmant du système nerveux, on arrive à passer sans péril cette première phase, on entre dans la seconde, constituée par l'intoxication du sang, laquelle, une fois dans des conditions spéciales pour être bien observée, s'est manifestée avec les symptômes de l'ammonio-hémie.

Qu'après l'administration des sédatifs, les symptômes nerveux violents de la rage se calment, cela s'est

déjà plusieurs fois observé. On le verra évidemment
dans la deuxième partie de cette étude, et dernière-
ment, à Brescia, après avoir injecté dans le tissu con-
nectif subcutané du sulfate de quinine, on a obtenu
aussi un calme merveilleux et la mort sans délire [1].

Que, dans la deuxième phase, l'intoxication se révèle
par le développement de l'ammoniaque, lequel peut être
produit par l'action d'un ferment sur l'urée du sang,
ou par une action spéciale sur d'autres substances organiques, cela peut être prouvé par un fait bien
constaté.

. . . .

Pour la rage, tout est encore à l'état d'hypothèse.
Mais on ne peut pas nier que l'hypothèse qui la regarde
comme produite par un ferment ne soit rationnelle et
séduisante. On ne peut pas nier que dans toutes les né-
cropsies qu'on a faites et qu'on a publiées sur les hydrophobes, on a toujours trouvé le sang liquide, noir comme
de la poix, jamais ou presque jamais coagulé, toujours
avec les globules déformés ; ce qui veut dire qu'une altération constante du sang montre que c'est dans celui-ci
qu'existe la maladie. On ne peut pas nier qu'une autre
altération qu'on a bien souvent notée dans les cadavres
des hydrophobes, c'est la présence d'entozoaires en quantité ; et cela prouverait que leurs corps sont plus facilement devenus la proie des vers. On ne peut pas nier que

---

[1] Voyez l'intéressante communication de M. Guala, directeur de
l'hôpital de Brescia, dans la *Gazetta medica* de 1867, n° 7.

dans l'examen microscopique du sang et des autres
humeurs du corps, on a bien souvent trouvé des infusoires beaucoup plus développés que ceux qu'on rencontre ordinairement.

Ces investigations microscopiques ont été faites chez
nous par les premiers professeurs de la ville, et dans le
sang et dans d'autres liquides des hydrophobes, on a
trouvé beaucoup d'infusoires analogues à ceux que
MM. Bernard et Davaine ont signalés dans la maladie
dite sang de rate. De plus, on a chez nous découvert
dans les hydrophobes la *torula ureæ* de Van-Tieghem,
qui pourrait bien aussi jouer un grand rôle dans la fermentation morbide constituant la rage.

J'aurais aimé à soumettre des chiens hydrophobes
à l'expérience de l'électricité, mais on m'en a dissuadé
parce que la tentative est trop périlleuse. Je voudrais
aussi rechercher dans la bave, dans la salive des chiens
rabiques, s'il y a quelques organismes ferments, mais l'é-
tude n'est pas non plus sans péril. Au moins, on pourrait
injecter dans ces animaux des infusoires, et voir si on
peut, par ce moyen, produire des phénomènes analogues
à ceux de la rage. Et je le ferai, si la bienveillance de
la Société de Médecine de Besançon veut bien honorer
cet humble travail de sa flatteuse approbation et m'en-
courager ainsi à des études ultérieures, dont l'importance
est si bien sentie par la savante Compagnie.

DEUXIÈME PARTIE.

———

Experientia docet.

Les détails sur les hydrophobes reçus à l'hôpital de Milan remontent à l'an 1829. Ils comprennent quarante-huit cas d'hydrophobie. Tous ces hydrophobes sont morts, et sur tous ces cas nous possédons des notices plus ou moins étendues. C'est sur elles que sont basées ces recherches statistiques, qui tirent leur importance du grand nombre et de l'exactitude avec laquelle la plupart furent rédigées.

I. *Recherches sur l'incubation du virus.*

Pour deux cas il n'y a pas d'annotation.

ÉPOQUE à laquelle le malade fut mordu.	ÉPOQUE de l'arrivée à l'hôpital.	JOURS de l'incubation.	AGE du malade.
15 juin 1830.	12 août 1830.	58	60
6 novembre 1830.	20 décembre 1830.	44	9
21 février 1831.	2 avril 1831.	40	11
4 février 1831.	3 avril 1831.	58	7
4 mars 1831.	23 avril 1831.	50	inconnu.
10 mai 1834.	10 juin 1834.	30	19
16 août 1835.	21 octobre 1835.	66	9
1er février 1835.	24 mars 1835.	51	43

ÉPOQUE à laquelle le malade fut mordu.	ÉPOQUE de l'arrivée à l'hôpital.	JOURS de l'incubation.	A G E du malade.
20 mars 1837.	29 mai 1837.	68	30
27 août 1837.	8 novembre 1837.	73	12
30 août 1838.	20 décembre 1838	112	7
31 mai 1838.	19 juillet 1838.	49	50
8 décembre 1837.	26 janvier 1838.	49	37
15 novembre 1839.	20 janvier 1838.	66	51
7 août 1841.	30 septembre 1841.	54	8
2 juin 1842.	7 juillet 1842.	35	6
27 juillet 1843.	22 septembre 1843.	57	14
16 mars 1844.	21 avril 1844.	36	6
22 mars 1845.	27 avril 1845.	36	60
30 novembre 1845.	15 janvier 1846.	46	65
5 juillet 1848.	7 août 1848.	33	4
20 juillet 1849.	13 septembre 1849.	55	6
5 juin 1849.	13 juillet 1849.	38	45
20 juillet 1849.	1er octobre 1849.	73	8
25 juin 1849.	23 août 1849.	59	6
20 juillet 1849.	30 août 1849.	41	inconnu.
14 mai 1851.	14 juin 1851.	31	8
11 octobre 1852.	9 décembre 1852.	58	8
29 juin 1853.	3 août 1853.	35	10
20 mai 1854.	20 août 1854.	61	51
5 juin 1854.	22 juillet 1854.	47	34
1er avril 1854.	24 septembre 1854.	176	44
31 août 1854.	15 novembre 1854.	76	54
30 avril 1858.	2 juillet 1858.	63	32
14 janvier 1859.	15 février 1859.	32	13
1er août 1859.	1er novembre 1859.	92	10
11 avril 1860.	12 mai 1860.	31	38
21 avril 1860.	29 juillet 1860.	99	31
9 juin 1860.	3 novembre 1860.	147	63
8 novembre 1861.	9 mai 1862.	182	24
8 mars 1862.		62	20
29 avril 1863.	24 août 1863.	117	11
23 janvier 1864.	28 avril 1864.	95	14
14 septembre 1864.	15 février 1865.	150	40
2 avril 1865.	15 avril 1865.	13	17
15 mars 1866.	29 avril 1866.	45	9

Dans ce tableau, je n'ai pas, comme on voit, tenu compte du jour dans lequel se développèrent à domicile les premiers symptômes de la maladie, mais du jour de l'arrivée du malade à l'hôpital, jour où l'on a posé le diagnostic, pour avoir sur cette question si importante deux extrêmes bien sûrs, parce que les détails sur le jour et l'époque précise des premiers symptômes ne sont pas toujours bien déterminés.

De ce tableau il résulte que le *minimum* de l'incubation a été de 13 jours, le *maximum* de 182 jours. Pour un septième elle a varié entre 30 et 35 jours. Plus des deux tiers des cas ont éclaté dans les deux mois qui suivirent la morsure. Six fois seulement, l'incubation a dépassé 100 jours, deux fois elle est survenue dans les six mois, jamais elle ne les a dépassés.

On ne pourrait donc guère ajouter foi aux narrations que donnent plusieurs auteurs, dans lesquelles la maladie virulente ne s'est manifestée qu'après une année ou après plusieurs.

Dans la quatrième colonne, on a enregistré l'âge de tous les malades, pour voir s'il y a quelque relation entre leurs années et la durée de l'incubation, et s'il est vrai que l'incubation paraît être d'autant plus courte que les sujets atteints sont plus jeunes. Cela ne s'est pas vérifié.

En effet, s'il est vrai que dans celui de dix-sept ans, l'incubation a été de 13 jours, et dans celui de quatre ans de 33 jours, il est vrai aussi que dans un autre de sept ans, elle est arrivée à 112 jours, dans un de onze à

117 jours, dans un de dix à 92 jours. On ne peut donc déduire de nos chiffres aucune relation entre l'âge et la durée de l'incubation.

II. *Recherches sur la durée de la maladie.*

DURÉE DE LA MALADIE.		LIEU DES BLESSURES.
		Pour un des 48 cas elle est tout à fait inconnue.
Heures	60 à peu près.	Dos de la main droite.
—	60	Mâchoire inférieure.
—	72	Main gauche.
—	192	Joue droite.
—	24 à peu près.	Inconnu.
—	120	Main.
—	70	Avant-bras droit.
—	60	Inconnu.
—	30	Id.
—	34	Visage et front.
—	72 à peu près.	Main.
—	44	Visage.
—	51	Jambe gauche.
—	100	Main gauche.
—	87	Sous l'orbite gauche et à la lèvre supér.
—	49	Inconnu.
—	26	Pouce droit avec ablation de l'ongle.
—	24	Front.
—	49	Main gauche.
—	84	Jambe gauche.
—	48	Id.
—	24	Inconnu.
—	60	Bras droit au tiers inférieur.
—	59	Pouce de la main droite.
—	56	Avant-bras inférieur.
—	37	Six blessures au bras.
—	76 à peu près.	Aux deux mains et au nez.
—	60	Lèvre supérieure et nez.
—	80	Bouche, à droite.
—	108	A deux doigts de la main et au coin de la bouche.

DURÉE DE LA MALADIE.	LIEU DES BLESSURES.
Heures 72	Main.
— 60	A deux doigts de la main.
— 194	A la jambe inférieure.
— 72	Quatre blessures à la jambe.
— 128	Lèvre supérieure.
— 53	Bout du nez.
— 98	Avant-bras et nez.
— 183	Au tiers supérieur de la cuisse et deux blessures à la hanche.
— 107	Trois blessures à la malléole extérieure.
— 189	A deux doigts de la main droite.
— 67	Quatre blessures au menton.
— 103	Au pouce de la main droite.
— 201	Quatre blessures au pied droit.
— 96	Deux blessures au nez.
— 132	Quatre blessures au tendon d'Achille.
— 102	Doigt de la main gauche.
— 175	Visage.

Dans ce deuxième tableau, à la différence du premier, j'ai dû tenir compte de l'heure dans laquelle, d'après l'interrogatoire du malade ou des personnes qui l'accompagnaient, se seraient développés à domicile les premiers symptômes.

J'ai voulu y placer, vis-à-vis de la durée de la maladie, le lieu précis de la morsure, pour voir s'il est vrai qu'il y a une relation entre la durée de la première et la proximité de la blessure aux centres nerveux. On a dit, en effet, que la mort se déclare plus rapidement lorsque la morsure est, par exemple, à la tête. Or, on peut voir que, s'il est vrai que le troisième, mordu à la mâchoire inférieure, a vécu 60 heures après le développement de la maladie, le cinquième a vécu 192 heures quoiqu'il ait été mordu à la joue. Si les blessés au pied ont vécu

132 et 201 heures, les blessés à la face ont vécu aussi
183 et 175 heures.

Le *minimum* de la durée de la maladie a été de
24 heures, le *maximum* de 201. Après cela, nous avons
aussi un *minimum* de 26 et un *maximum* de 194. On
est arrivé quatorze fois sur 47 cas à 100 heures ; on est
resté onze fois dans les 50 heures ; on a passé six fois les
150 heures, et ces maximum, dignes d'être notés, ont
été de 192, 194, 183, 189, 201, 175 heures.

Examinons donc un peu quel traitement a été institué
dans ces cas. Pour le premier, il n'est pas mentionné
dans l'histoire très imparfaite qui le concerne. Le
deuxième fut traité par l'hydrothérapie [1] (application
d'une large douche sur la tête et sur la région spinale). Le
troisième prit deux grammes et demi de *haschisch* en
quatre fois, dans la période de 24 heures, avec du sucre,
tisane et lavement de café. Le quatrième fut abandonné à
lui-même sans médecine. Pour le cinquième, on eut
recours à la *daturine*, mais dans les dernières heures
et à des doses insuffisantes. Dans le sixième, on a appliqué l'*électricité ;* c'est l'observation d'Angélique.

Donc l'hydrothérapie, le haschisch, l'électricité, c'est-
à-dire des médicaments qui ont une action sédative sur
le système nerveux, ont peut-être obtenu de prolonger
la vie des malades, en empêchant qu'ils ne mourussent
dans cette première phase que nous avons déjà signalée.
Mais chez nous, on n'a pas entrevu dans la deuxième

---

[1] Celui qui a vécu 128 heures fut traité aussi par l'hydrothérapie.

phase l'ammonio-hémie, peut-être parce que la localité dans laquelle étaient alors traités les hydrophobes ne permettait pas une minutieuse et patiente observation. Au contraire, celui qui fut traité par l'électricité était logé pour la première fois dans une chambre où elle était possible. Les autres cas dans lesquels on n'institua pas de médication, ou bien où la médication ne fut pas assez énergique, nous prouvent que lorsqu'on ne veut pas ou l'on ne peut pas donner de calmants, il vaut mieux n'entraver par aucune médication la marche régulière de la maladie.

Il est étrange que les morsures soient presque toujours aux régions supérieures du corps. Dans les 41 cas bien connus, 33 fois elles ont été au visage et aux extrémités supérieures, 8 fois seulement aux inférieures.

III. *Recherches sur les effets de la cautérisation des plaies virulentes.*

DURÉE de la maladie.	ÉPOQUE à laquelle la cautérisation fut appliquée.	SUBSTANCE qu'on a mise en usage.	DURÉE de l'inoculation.
Pour les 7 premiers, il n'y a pas de notes à ce propos.			
8e. Heures 70 Deux jours après.		Potasse caust. pure.	66
Pour neuf autres il n'est rien dit.			
Heures.			
18e. 24	Peu de temps après.	Fer rouge.	57
19e. 24	Id.	Cautérisation profonde et étendue avec le fer rouge.	36
20e. 49	Id.	Cautérisation.	36
21e. 84	1 heure 1/2 après la morsure.	Fer rouge.	46
22e.	Pas de notes.		
23e.	Id.		

DURÉE de la maladie. Heures.	ÉPOQUE à laquelle la cautérisation fut pratiquée.	SUBSTANCE qu'on a mise en usage.	DURÉE de l'inoculation.
24e. 60	Cautérisation immédiate.	Rien autre.	55
25e.	Pas de notes.		
26e. 56	Cautérisation immédiate.	Fer rouge.	73
27e. 37	1 heure après la morsure.	Id.	59
28e. 76	3 heures 1/2 après la morsure.	Il n'est pas dit.	41
29e. 60	Le jour après.	Potasse caustique.	31
30e. 80	Pas de notes.		
31e. 108	12 heures après.	Lapis infernalis.	35
32e.	Pas de notes.		
33e.	Id.		
34e. 194	Deux jours après.	Il n'est pas dit.	176
35e. 72	Peu de temps après.	Fer rouge.	76
36e.	Rien.		
37e.	Id.		
38e. 98	Cautérisation imparfaite avec du lapis infernalis.		92
39e. 183	Rien.		
40e. 107	11 h. après la morsure.	Fer rouge.	99
41e. 189	Rien.		
42e. 67	Id.		
43e. 103	7 heures après la morsure.	Lapis infernalis.	62
44e. 201	A domicile, 1 heure après la morsure. A l'hôpital, 9 heures après.	Avec le lapis infernalis. Avec la potasse caustique.	117
45e. 96	Cautérisé immédiatement.	Lapis infernalis.	95
46e.	Rien.		
47e.	Id.		
48e.	Id.		

On ne peut pas, de ce tableau, conclure que la seule chance de salut qui soit offerte dans la rage, consiste dans la cautérisation la plus prompte et la plus complète de la plaie virulente.

En effet, elle fut prompte, complète et étendue dans l'observation 19 ; elle fut prompte et complète avec le fer rouge ou avec le *lapis infernalis,* dans les observations 21, 26, 27, 45 ; elle fut faite peu de temps après la morsure dans les observations 18, 28, 35, 44. Dans tous ces cas toutefois la cautérisation n'a exercé aucune influence ni sur la durée de l'incubation ni sur la durée de la maladie.

Sur 48 cas d'hydrophobie, la cautérisation fut pratiquée 18 fois, 9 fois elle fut prompte et faite avec de bons caustiques, et pourtant la mort a été également la triste issue de la maladie.

Si donc, théoriquement, la cautérisation de la plaie virulente dans la rage est une mesure rationnelle, dans la pratique elle n'a exercé aucune influence, et on ne peut pas préciser dans quelles limites est renfermée son action efficace.

Le résultat n'a pas été plus heureux lorsqu'on a tenu ouverte et suppurante la plaie de la morsure. Dans un cas, en effet, elle fut dans ce but maintenue ouverte jusqu'à la mort, et cela n'a produit aucun effet.

IV. *Recherches à l'égard du sexe, de la saison et de la localité.*

Eu égard au sexe, les 48 rabiques se subdivisent :

Hommes. . . 29
Femmes. . . 19
_____
48

L'explication de cette différence entre les deux sexes est facile, en réfléchissant aux plus fréquentes occasions que les hommes ont de s'exposer au péril.

Statistique de la saison dans laquelle les morsures ont été faites.

Janvier. . . .	2	Juillet	5
Février. . . .	3	Août.	7
Mars.	5	Septembre. . .	2
Avril	4	Octobre. . . .	1
Mai	6	Novembre. . .	3
Juin.	7	Décembre . . .	1
		Connus. . .	46
		Inconnus . .	2
			48

Le plus grand nombre des cas appartiennent aux mois de mai, juin, juillet, août, et il est donc bien vrai que dans la saison chaude la rage est plus fréquente chez les animaux, et sa transmission à l'homme plus communément observée.

Domicile des personnes mordues.

Demeurant à la campagne	38
A la ville	9
Inconnu	1
	48

Ces chiffres prouvent que les mesures adoptées dans la ville, comme la taxe, la muselière, l'inscription, ont pour effet la diminution de la rage. Dans une grande ville de plus de 180,000 habitants, neuf cas seulement de rage, de 1829 à 1866, sont bien peu de chose. Le nombre des habitants des pays d'où parvenaient les autres observations s'élève à 160,000 à peu près.

V. *Recherches relativement à l'âge.*

Pour 4 l'âge est inconnu.		Pour 4 de 30 à 35 ans.	
1 de 1 an.		3 de 35 à 40 ans.	
13 de 5 à 10 ans.		2 de 40 à 45 ans.	
8 de 10 à 15 ans.		1 de 48 ans.	
2 de 15 à 20 ans.		4 de 50 à 55 ans.	
2 de 20 à 25 ans.		4 de 60 à 65 ans.	
		48	

Le minimum a été d'un an, le maximum de 65 ans. Ceux qui veulent attribuer la maladie, non à un virus, mais au simple effet de la terreur, et qui prétendent qu'elle ne saurait se développer chez les très jeunes enfants, que leur âge protége contre les désordres de l'imagination, ne pourront pas expliquer le cas n° 2, qui regarde un enfant d'un an.

La rage est beaucoup plus fréquente dans la jeunesse que dans l'âge mûr. 21 fois sur 44 cas : donc la rage s'est manifestée entre cinq et quinze ans dans presque la moitié des cas. Cela s'explique par l'absence de prudence, par l'irréflexion et la manie qu'ont les enfants d'arrêter les chiens qu'ils rencontrent, pour les forcer à jouer avec eux.

VI. *Recherches sur l'espèce d'animal qui a fait la morsure.*

Dans 43 cas, le mal a été transmis par des chiens.

Dans 4 cas, par des chats.

Dans 1 cas, l'animal est resté inconnu.

Recherches sur la race des chiens qui sont devenus enragés.

Dans 36 cas, il n'est rien dit.

Dans 7 cas, ils étaient de race bâtarde.

Dans 2 cas, chien braque.

Dans 1 cas, chien pinch.

Dans 1 cas, bouledogue.

Dans 1 cas, chien petite espèce, d'appartement.

48

Recherches sur la cause de la rage chez les chats.

Dans un cas, c'était une chatte qui ne présentait pas de signe de rage, mais elle allaitait ses petits, et les gamins l'avaient irritée. Bel exemple de rage spontanée! L'homme qui en fut mordu, c'est le n° 2 de la première table. Ce fait tendrait à résoudre la question du développement spontané de la rage dans d'autres espèces que l'espèce canine.

Dans deux cas, on dit seulement que l'animal était un chat.

Dans le quatrième cas, le chat avait été mordu trois mois auparavant par un chien de chasse, qui avait été tué parce qu'il avait éveillé des soupçons. L'homme qui en fut mordu, c'est le n° 46 de la première table.

De l'influence de la race des chiens sur le développement de l'hydrophobie.

Si toutes les espèces sont également exposées à contracter et à communiquer la rage, les races bâtardes le sont davantage.

On doit aussi noter que les mâles sont dans une bien plus grande proportion que les femelles exposés à devenir enragés.

VII. *Recherches sur la nature des symptômes.*

En parcourant l'histoire des quarante-huit cas d'hydrophobie, j'ai pu rassembler les symptômes qu'ils ont présentés, et de cette manière, j'ai pu offrir les caractères suivants de la maladie.

Je distingue les symptômes de la rage en deux classes : les symptômes précurseurs, les symptômes pathognomoniques de la rage déclarée.

Symptômes précurseurs de la rage : Malaise général, inquiétude, agitation, insomnie et sommeil agité. Ces altérations sont notées, on peut le dire, presque pour tous les cas. On remarque aussi que pendant la période de l'incubation, on n'a jamais constaté de troubles dans la santé, aucun symptôme qui puisse donner l'éveil. Au contraire, dans plusieurs cas on a constaté que la maladie débuta par des signes au lieu de l'inoculation, comme douleur vague, fourmillements, sans que les cicatrices aient changé d'aspect.

Symptômes pathognomoniques de la rage déclarée : Aspect étrange, physionomie altérée qui exprime la terreur. Les malades sont comme effrayés, ils se plaignent d'une constriction à la gorge, de sa sécheresse, de la nécessité de cracher sans cesse. Il y a difficulté à la dé-

glutition des boissons et des aliments. S'ils réussissent
à porter un verre d'eau à la bouche, aussitôt que le
liquide franchit les lèvres, il y a une violente convul-
sion et le malade rejette l'eau. Ce phénomène est décrit
sous le nom de *spasme laryngo-pharyngien*.

Jamais on n'a pu déterminer la présence de cette
éruption sublinguale, à laquelle on a donné le nom de
lysse. Il est bien vrai que MM. Marocchetti et Xanthos
ont dit que c'est dans la période d'incubation de la
rage qu'on observait sur les parties latérales du frein
de la langue ces pustules ou vésicules d'une nature spéciale , et précisément dans les premiers jours qui
suivent l'incubation rabique ; mais parmi nous elles ne
furent jamais observées.

Jamais non plus on n'a découvert dans les malades
l'envie de mordre. Seulement, parfois, dans le délire
effréné, on a observé quelque chose de pareil. On a de
même remarqué que les érections et les éjaculations in-
volontaires étaient rares.

La vue des objets brillants, des liquides et parfois
de la lumière, détermine toujours *chez les hydrophobes*
une terreur étrange. C'est un signe très important,
et il y en a un autre aussi important, que je n'ai pas
trouvé noté dans les auteurs qui ont décrit la rage,
c'est l'agitation extrême, la colère, qui s'empare des
malades lorsqu'on leur souffle au visage. C'est un signe
qui fut toujours expérimenté, et plusieurs fois par moi-
même. Je le regarde comme un signe caractéristique.

On a toujours constaté aussi la persistance de l'intel-

ligence chez les pauvres rabiques, et cela est un signe
qui les distingue des maniaques, chez lesquels on ob-
serve quelquefois aussi l'horreur des liquides et le refus
de boire, mais toujours avec perte de la raison.

CONCLUSION.

1° Dans l'immense majorité des cas, la rage trans-
mise à l'homme éclate dans les deux mois qui suivent
la morsure. La possibilité d'une plus longue incubation
est admise, mais sur 48 cas, elle n'a jamais passé six
mois. Sa moindre durée fut de 13 jours.

2° L'incubation n'a aucun rapport avec l'âge du
malade.

3° La durée de la maladie n'est pas en relation avec
le lieu de la morsure ; les morsures à la face et à la
tête ont provoqué une maladie aussi longue que les
morsures aux pieds.

4° On a observé une plus grande durée de la maladie dans les cas qui ne furent soumis à aucune médication, ou qui furent traités avec des sédatifs du système
nerveux, et principalement avec l'hydrothérapie, le haschisch, l'électricité.

5° Bien peu de chances de salut résultent de la cautérisation des plaies, lors même qu'elle est prompte et
complète. Sur 48 cas, elle fut pratiquée dix-huit fois, et
fut prompte et complète dans 9 cas. Toutefois, cette
cautérisation n'a exercé aucune influence ni sur la
durée de l'incubation, ni sur la durée de la maladie, ni
sur sa terminaison.

6° Les hommes y sont plus sujets que les femmes.

7° Toutes les saisons donnent leur contingent, mais les saisons chaudes offrent le plus grand nombre de cas de rage. Elle est plus fréquente dans les campagnes que dans les villes.

8° L'âge le plus tendre n'est pas à l'abri de la contagion de la rage, pas plus que l'âge mûr. Toutefois elle est plus fréquente entre 5 et 15 ans.

9° Les chats aussi peuvent communiquer l'hydrophobie. Le chiffre plus élevé dans le nombre des chiens prouve que chez eux la rage est beaucoup plus facile à se développer. A l'égard du sexe, on doit noter le plus grand nombre chez les mâles.

10° Dans les symptômes précurseurs de l'hydrophobie, on a toujours signalé du malaise, de l'inquiétude, l'insomnie, l'inappétence. Dans les symptômes de la rage déclarée, la physionomie altérée exprimant l'épouvante, l'inquiétude, les tristes pressentiments, l'aversion pour l'eau, l'air, les corps luisants, le spasme laryngo-pharyngien, le crachement continuel, et l'agitation des malades lorsqu'on leur souffle au visage.

11° Le résultat constant de l'examen cadavérique, c'est l'altération du sang et la présence d'animaux microscopiques.

12° L'hypothèse la plus rationnelle sur la nature de l'hydrophobie, c'est celle qui la regarde comme une intoxication du sang. Elle se montre dans une première phase avec un ensemble imposant de phénomènes nerveux. Lorsque ces accidents sont calmés, reste l'intoxication, qui une fois s'est montrée sous la forme de *l'ammonio-hémie*. L'intoxication du sang n'est pas produite par un *poison*, mais par un *virus*, qui pourrait bien être représenté par un *ferment*.

Avec la théorie de la fermentation morbide, on peut expliquer beaucoup de choses dans l'histoire de la rage.

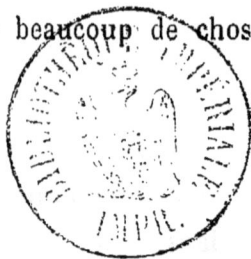